Einleitung

Teil 1: Positives Denken - Ein kurzer Exkurs

Unsere Welt ist voller negativer Fakten und Aspekte, die uns frustrieren und demotivieren. Diese Umstände lassen sich nicht immer ändern bzw. vor allem nicht so schnell und direkt, wie unsere Nerven das nötig hätten. Was liegt da näher, als mit dem zu arbeiten, was wir ändern können und was im Rahmen unserer eigenen Möglichkeiten liegt: Die persönlichen Gedanken und Einstellungen. Tatsächlich ist es möglich, die meisten Tatsachen aus verschiedenen Blickwinkeln zu betrachten.

Sie können mit negativer Sichtweise, aber auch mit positiver Sichtweise betrachtet werden. Dabei kommt es nur auf die Gedankengänge an, die wir zulassen oder aktiv einleiten. Wir sind keine Opfer unserer Gedanken, auch wenn es sich oft so anfühlt, als wären

Gedanken ein allwissendes und übermächtiges Bewusstsein.

Im Gegenteil, unbewusste und automatische Gedanken (die leider oft negativ sind), machen nur einen kleinen Teil der Gesamtgedanken aus. Sie werden jedoch als sehr deutlich wahrgenommen, weil sie so unerwartet auftauchen und so schlecht kontrollierbar erscheinen. In Wahrheit haben einfach die wenigsten Menschen bislang versucht, ihre Gedanken zu kontrollieren und bewusst in eine andere Richtung zu lenken.

Oftmals ist es so, dass negative Gedanken keine Abbilder der Wirklichkeit sind, sondern lediglich Konstrukte. Sie bestehen aus Ängsten, schlechten Erfahrungen und Stress. Angeheizt von diesen Einflüssen werden sie ausgeschmückt und in eine ebenfalls erdachte Realität eingebettet. Dort gedeihen sie wie ein Pflanzensetzling in fruchtbarer Erde und werden zu mächtigen Gebilden, die ganze Bereiche unserer Gedankenwelt einnehmen. Dass sie ursprünglich nicht real waren, sondern nur eine Erfindung unserer extrem fähigen Fantasie, zählt dann nicht mehr. Sie haben bereits zu viel Macht erhalten

und werden von täglich hinzu kommenden Ängsten und Sorgen gedüngt.

Doch glücklicherweise funktioniert es mit den positiven Gedanken ebenso, wenn nicht sogar besser. Denn diese werden bewusst eingesetzt und gepflegt, so dass sie nochmals mehr Energie erhalten, als ihre negativen Gegenspieler. Mit genügend Wissen und Übung ist es möglich, die Kontrolle über die eigenen Gedanken zurück zu erlangen und dadurch ein entspannteres, glücklicheres und besseres Leben zu führen.

1.1 Warum sind negative Gedanken so schlecht?

Es klingt doch eigentlich so simpel, nicht wahr? Denken Sie doch einfach etwas Positives, lassen Sie die negativen Gedanken abprallen. So oft bekommt man von Freunden oder Bekannten in schweren Situationen diesen Rat: "Lass das Negative nicht an dich heran, bleib positiv!". Als wäre Positivität eine ganz simple Entscheidung, ein Schalter, den man nur von "negativ" zu "positiv" umlegen muss. Nein, ganz so einfach ist es leider nicht. Negative Einstellungen und Gedankengänge haben wir uns schließlich oft über Jahre oder Jahrzehnte hinweg angewöhnt. Viele davon sind sogar ungewollt angezogen, da sie uns schon von den Eltern vorgelebt und von uns nachgeahmt wurden. Sie haben im Gehirn feste Bahnen angelegt, Verknüpfungen erstellt und so rutscht man immer wieder in die selben Gedankenmuster, wenn ähnliche Situationen eintreten. Das fühlt sich dann so an, als hätte man eine Stimme im Kopf, die ihre negative Einstellung mitteilt und uns davon überzeugen möchte.

Nicht umsonst gibt es das berühmte Bild von dem kleinen Engel und dem kleinen Teufel auf den Schultern. Jeder flüstert seine Ansicht in ein Ohr und wir müssen als ausführende Kraft entscheiden, wer nun gerade Recht hat. Der Engel und der Teufel sind in unserem Fall die positiven und die negativen Gedanken. Je nach dem welche der beiden kleinen Kreaturen Sie mehr füttern, wird das eine oder das andere Gedankengut stärker. Und zum Glück können Sie mit etwas Übung und einem wachen Bewusstsein sehr gut selbst entscheiden, wem Sie Recht geben wollen.

Es gibt zudem noch einen schwer wiegenden Grund, warum wir oft wie automatisch den negativen Einstellungen zugewandt sind. Und das ist der vermeintliche Selbstschutz. Jeder Mensch macht im Laufe seines Lebens unzählige schlechte Erfahrungen und erlebt Enttäuschungen. Das ist nicht nur schmerzhaft, sondern kostet auch jedes Mal wieder sehr viel Energie und Nerven. Irgendwann entsteht darum ganz wie von selbst das Bedürfnis, diese Erlebnisse zu reduzieren und ihnen quasi zuvor zu kommen. Indem man immer erst einmal von etwas Negativem ausgeht, vermeidet man dauerhaft Enttäuschungen. Die Logik besagt, dass man schließlich nur noch positiv überrascht werden kann, wenn man immer von negativen Ereignissen ausgeht. Aber diese Rechnung geht leider nicht auf und das aus verschiedenen Gründen:

Zum Einen verschiebt sich durch ständige negative Gedanken unser Fokus. Das bedeutet selbst wenn positive Dinge geschehen, nehmen wir diese nicht oder kaum noch wahr. Denn wir sind ja viel zu konzentriert auf Negatives, haben unseren Fokus quasi darauf trainiert, damit es uns niemals wieder von hinten überraschen kann. Zum Anderen ziehen wir tatsächlich an, was wir denken. Auch wenn das sehr esoterisch klingt, hat es doch Hand und Fuß. Wir umgeben uns durch unsere Gedanken mit entweder negativer oder positiver Energie und ziehen genau davon dann auch jeweils mehr an.

Ein kleines Beispiel zum besseren Verständnis:

Stellen Sie sich vor, Sie sind auf der Straße unterwegs und denken negative Gedanken. Ihr Gesicht wird einen entsprechenden Ausdruck haben. Ihre Körperhaltung ist gebückt und sieht belastet aus. Vielleicht grummeln Sie sogar leise vor sich hin, ohne es selbst zu bemerken. Die einzigen Menschen, die sich in diesem Zustand näher an sie heran trauen, sind ebenfalls negativ geladene Menschen. Gemeinsam schaukeln Sie sich dann noch mehr ins Negative und bestätigen sich in Ihren negativen Gedankengängen.

Nun stellen Sie sich anders herum vor, sie gehen mit positiven Gedanken und ganz optimistisch die Straße entlang. Sie gehen aufrecht, schauen neugierig umher und lächeln die ganze Zeit. Sie blicken Menschen in die Augen und freuen sich darauf, was Ihnen begegnet. Dadurch knüpfen Sie Kontakte zu Menschen, die ebenfalls positiv gestimmt sind und gemeinsam können tolle neue Ideen und neue Freundschaften entstehen.

1.2 Wie funktionieren positive Gedanken?

Die gute Nachricht ist: Positive Gedanken können genauso machtvoll sein, wie ihre negativen Gegenspieler. In erster Linie ist es immer eine Frage der persönlichen Entscheidung, welchen Gedanken wir Macht verleihen wollen. Diese Entscheidung läuft meistens unbewusst ab, kann aber durch Wissen und Übung durchaus in das Bewusstsein geholt und dadurch kontrolliert werden. Nun sagen manche vielleicht "Ich möchte aber nicht jeden Lebensbereich unter Kontrolle haben. Es läuft sowieso schon so vieles unter Zwang ab, jetzt soll ich sogar noch so etwas natürliches wie meine Gedanken kontrollieren?!". Die Antwort ist: Ja und Nein. Es geht nicht darum, die Gedanken in einen vorgefertigten Käfig zu stecken und zwanghaft unter Kontrolle zu halten. Sie sollen lediglich beobachtet und in eine positive Richtung gelenkt werden. Das ist nicht krampfhaft oder anstrengend, sondern mit ein wenig Übung sogar sehr befreiend und erleichternd. Denn in Wahrheit sind es die antrainierten und anerzogenen negativen Gedanken, die uns unter Zwang halten. Sie stehlen uns die Lebensfreude und bringen unnötig viel Angst und Einschränkung in unser Leben.

Was die Gedanken weiterhin tun dürfen, ist kreativ sein, neue Ideen entwickeln und Experimente durchführen. Wichtig ist dabei nur, dass das Endergebnis dieser Gedankenexperimente nicht ständig pessimistisch ausfällt. Mit einer positiven Grundeinstellung gelangen Sie zu viel schöneren Ergebnissen und Ideen. Positive Gedanken führen zu positiven Handlungen und haben dann meist auch positive Ergebnisse. Zusätzlich festigen sich optimistische Muster im Gehirn, in welche künftige Gedanken hinein rutschen können. So wird es zukünftigem Optimismus leichter gemacht.

Nun fragen Sie sich vielleicht "Wie soll das denn ganz praktisch im Alltag ablaufen?" Das veranschaulichen wir am besten wieder mit einem kleinen Beispiel:

Stellen Sie sich einen ganz normalen Arbeitstag mit ganz normalen Anforderungen vor. Erst kommt ein neuer Kollege, der sich Ihnen vorstellt. Dann kommt der Chef und möchte Ihre Hilfe bei einer Aufgabe. Und während der Mittagspause erzählt ein anderer Kollege von einem neuen Projekt, dass es bald geben wird. Diese Informationen verarbeiten Sie nun. Stellen Sie sich zunächst vor, wie es in Ihrem Kopf aussehen würde, wenn Sie das alles negativ durchdenken würden.

Wahrscheinlich ungefähr so:

"Der neue Kollege macht aber einen extrem jungen Eindruck. Wahrscheinlich wieder so einer, der noch nichts kann und alles 100x erklärt haben möchte. Das wird mich eine Menge Arbeitszeit kosten und dann werde ich mit meinen Aufgaben nicht fertig. Und dann noch die Aufgabe, an der ich mit dem Chef zusammen arbeiten soll! Der ist doch sowieso nie mit etwas zufrieden und wird wieder nur an mir herum meckern. Dann bin ich wieder tagelang demotiviert. Zum besten Zeitpunkt, wenn dann dieses neue Projekt vergeben werden soll. Das bekomme ich dann sowieso nicht. Ach was denke ich überhaupt darüber nach, es gibt Kollegen, die viel besser sind als ich. Das Projekt hätte ich doch so oder so nicht bekommen."

Klingt extrem pessimistisch, dieser Gedankenverlauf? Leider ist er aber nicht abwegig und relativ typisch für den durchschnittlichen Angestellten im Alltagstrott.

Viele negative Erfahrungen führten zu dieser gedämpften Grundhaltung. Und diese wiederum dazu, dass sich auch keine positiven Veränderungen einstellen. Es ist ein Teufelskreis. Aber überprüfen wir doch einmal nur aus Interesse, wie sich ein genau gegenteiliger, also positiver Gedankengang anhören würde:

"Dieser neue Kollege macht den Eindruck, als könnte er hier frischen Wind reinbringen. Vielleicht kann ich mir da ein paar neue Ansätze abschauen und mich davon anstecken lassen. Gerade so junge Anfänger sind noch so wunderbar motiviert, das macht bestimmt Spaß, mit dem zusammen zu arbeiten. Das käme mir gerade Recht für die Aufgabe mit dem Chef, dafür brauche ich Elan. Das ist meine Chance, ihn von meinen Fähigkeiten zu überzeugen! Genial, dass er mir diese Aufgabe genau jetzt vor dem neuen Projekt gegeben hat. Wenn ich mich jetzt gut anstelle, habe ich eine echte Chance, das zu bekommen!"

1.3 Die Auswirkungen auf den Körper

Es ist naheliegend, dass eine positive Einstellung sich optimal auf die Psyche auswirkt. Diese Wirkung kann man relativ direkt nach der Veränderung negativer Denkmuster spüren und damit den Zusammenhang sehen. Was viele Menschen nicht wissen, sind die körperlichen Zusammenhänge von negativen bzw. positiven Gedanken. Der Körper ist unser Werkzeug, unsere materielle Hülle und damit untrennbar mit dem psychischen Befinden und den Abläufen im Gehirn verbunden.

Alles, was im Kopf über einen längeren Zeitraum hinweg passiert, wirkt sich auch auf den Körper aus. Viele dieser Auswirkungen haben wir lediglich schon längst akzeptiert als normal oder persönliche Krankheitsbilder. Wir kämen von selbst nicht auf den Gedanken, dass daran durch Gedankenkraft etwas zu verändern wäre. Doch tatsächlich sind die Zusammenhänge da und auch sehr logisch, wenn man sie sich einmal betrachtet.

Folgende Probleme mit dem Körper könnten sich durch positive Denkprozesse verbessern:

Verspannungen

Negative Gedanken machen Angst, Sorge und schlechte Laune. Die direkte Folge dieser Gefühle ist Verkrampfung. Denn bei Angst und der ständigen Erwartung, dass jederzeit etwas Schlimmes passieren kann, wird der Körper in den "Notfall" versetzt. Wir sind dann jederzeit bereit, zu kämpfen oder zu fliehen. Die Muskeln sind angespannt und dadurch auf Dauer auch verspannt. Ebenfalls möglich sind Verspannungen in Schultern, Nacken und oberem Rücken. Das sind typische "Sorgenverspannungen", die so viele Menschen haben. Emotionale Belastungen liegen uns sprichwörtlich als Last auf den Schultern und sorgen dort für dauerhaft anhaltende Verkrampfungen. Diese Last muss erleichtert oder eliminiert werden, was durch positive Gedanken geschieht.

Kopfschmerzen

Zu viel grübeln und nachdenken bereitet Kopfschmerzen. Und negative Denkmuster sind geradezu dafür gemacht, ohne Pause und wie zwanghaft abzulaufen. Man kommt zu keinem Ergebnis, da viele negative Gedanken lediglich Befürchtungen und Ängste darstellen. Diese sind nicht zu lösen, da sie nicht wirklich real sind. Sie werden also auch nie aufgelöst, sondern drehen immer weiter Kreise im Kopf. Kein Wunder, dass das zu Schmerzen führt, denn der Kopf ist dadurch ständig überlastet. Diese Gedanken zu eliminieren und durch positive zu ersetzen, verschafft Linderung.

Haltungsprobleme

Genauso wie bei den Verspannungen, können sich emotionale Lasten auch auf die Haltung auswirken. Da es sich anfühlt, als würde ständig eine Last auf den Schultern liegen, entsteht mit der Zeit ganz automatisch eine gebückte Haltung. Der Kopf hängt leicht nach unten und die Schultern sind nach vorne gerollt. Diese

Haltung ist sehr ungesund für den eigentlich gerade gebauten menschlichen Körper. Die Wirbelsäule wird dadurch unangenehm gebeugt und chronische Rückenschmerzen können die Folge sein. Zum Glück bewirken positive Gedanken das genau Gegenteil und können die Wirkung umkehren.

Allergien und Ausschläge

Das Wälzen negativer Gedanken füttert Sorgen, Stress und Nervosität. Diese Faktoren sind Ausschlag gebend für viele plötzlich auftretenden Hautprobleme. Akne, Allergien oder Herpes werden durch diese Gefühle begünstigt und können dadurch immer wieder ausbrechen. Natürlich lassen sich diese Gefühle nicht komplett vermeiden. Vor allem Stress entsteht unter anderem auch durch Zeitdruck, wird jedoch von den damit einher gehenden pessimistischen Gedanken unterstützt. Positivismus kann der Haut helfen, ein gesundes Gleichgewicht zu halten und Stress-Ausschläge zu minimieren.

Nervöse Ticks

Viele Menschen haben schwache oder auch stärkere Ausprägungen von Ticks und Zwängen. Das ist zum Beispiel der Zwang, alltägliche Handlungen auf eine ganz bestimmte Weise durchzuführen. Das hilft uns dabei, in einer unvorhersehbaren und chaotischen Welt ein Minimum von Kontrolle zu haben. Es vermittelt das Gefühl, dass wir zumindest winzige Bereiche des Lebens in der eigenen Hand haben und kontrollieren können - das gibt Sicherheit. Doch wenn diese Zwänge Überhand nehmen oder destruktiven Ticks werden (etwa Nägel kauen oder Haare ausreißen), dann besteht Handlungsbedarf! Der psychische Druck muss dringend gelindert und die negativen Gedanken verdrängt werden.

1.4 Die Auswirkung auf die Umwelt

Denken Sie noch einmal zurück zu dem Beispiel im ersten Kapitel. Die Haltung und Ausstrahlung, mit der Sie eine Straße entlang laufen - einmal mit negativen Gedanken im Kopf und einmal mit positiven Gedanken im Kopf. Das ist nicht nur ein unangenehmer oder angenehmer Nebeneffekt. Es entscheidet tatsächlich oft darüber, in welche Richtung Ihr Leben weiter geht. Darüber, welche Menschen Sie kennen lernen und welche Chancen Sie erhalten. Ihre Gedanken spiegeln sich in Mimik und Körperhaltung wieder. Mitmenschen werden Ihrer Ausstrahlung anmerken, ob Sie ein negativer oder ein positiver Mensch sind. Und eben solche Menschen ziehen Sie dann wiederum auch an, die sich für Sie als Person interessieren.

Gleich und gleich gesellt sich eben gerne. Wenn Sie sich also gerne mit positiven Menschen umgeben, weil diese einfach angenehmere Gesellschaft sind als Pessimisten, dann müssen Sie diesen etwas "bieten" können. Sie müssen selbst an Ihrem Positivismus arbeiten, anstatt einfach zu erwarten, dass der von anderen Menschen schon irgendwie auf Sie abfärben wird. Denn diese Menschen wollen mit großer Wahrscheinlichkeit überhaupt nicht lange genug in Ihrer Gesellschaft sein, um abzufärben. Zumindest nicht, so lange Sie noch negativ gestimmt sind. Denn negative Ausstrahlung wirkt ansteckend und kann auch die optimistischsten Menschen auf Dauer runter ziehen. Wer es selbst bereits geschafft hat, hauptsächlich positive Gedanken zu denken, der wird sich nicht gerne von negativen Menschen verstimmen lassen.

Noch ein weiterer guter Effekt der positiven Gedanken ist der Effekt, den diese auf Ihre nahestehen Mitmenschen haben. Auch diejenigen, die Ihnen am wichtigsten sind und mit denen Sie die meiste Zeit verbringen. Denn mit diesen Menschen teilen Sie vermutlich viele Ihrer Gedanken.

Sie erzählen, worüber Sie gerade grübeln oder was Ihnen für automatische Gedanken kommen. Wenn Sie also negative Gedanken teilen, dann werden auch Ihre Liebsten vermehrt grübeln, schwarz sehen und Ängste und Sorgen entwickeln. Wenn Sie jedoch positive Gedanken mit ihnen teilen, dann verbreiten Sie Hoffnung, Freude und Optimismus unter Ihren Liebsten. Und das sind doch die Gefühle, die Sie sich für Menschen wünschen, die Ihnen am Herzen liegen.

1.5 Die Entwicklung in der Geschichte

Zwar soll dies kein Geschichtsbuch sein, aber eine kurze Information zu der Entwicklung positiver Denkweisen könnte interessant sein und zum weiter recherchieren anregen:

Bereits in der zweiten Hälfte des 19. Jahrhunderts entstanden die ersten Überlegungen über den Nutzen positiver Gedanken. Die Vorstöße von Ralph Waldo Emerson wurden in Amerika weiter entwickelt, von Denkergrößen wie u.a. Ralph Waldo Trine, Phineas Parkhurst Quimby und Prentice Mulford. Auch in Europa entwickelten verschiedene Persönlichkeiten ihre eigenen Theorien zum Positivismus. Es entstanden zum Beispiel der Mesmerismus oder die Coué-Methode.

Sogar im entfernten Japan wurde damit gearbeitet, hier entstand zum Beispiel Masaharu Taniguchi. In die Tiefe dieser verschiedenen Theorien zu gehen, würde hier den Rahmen sprengen. Wenn Sie umfassenderes Interesse daran haben, finden Sie im Internet viele Informationen dazu.

Da vor allem die Entwicklung in Deutschland für uns von Interesse ist, sollte Oscar Schellbach mit seinem Institut für mentalen Positivismus (ab 1921) erwähnt werden. Er veröffentlichte die Seelephonie-Platten, auf welchen er sich ausführlich dem Thema positiver Gedanken widmete. Ein weiterer wichtiger Mann des positiven Gedankengutes ist Karl Otto Schmidt, der die Neugeist-Bewegung (eine spirituelle Lebensphilosophie) mitgeprägt hat. Während damals der Fokus noch vor allem auf der Bildung von Theorien lag, geht es heute vermehrt um praktische Anleitungen und das Teilen positiver Fallgeschichten. Wichtige Namen zur heutigen Zeit sind Joseph Murphy und seine Schüler (z.B. Norman Vincent Peale, Vernon Howard, Dale Carnegie, Frederick Bailes, Erhard F. Freitag). Auch hier empfehle ich bei Interesse, sich näher mit den verschiedenen Theorien und praktischen Ansätzen zu beschäftigen.

Grundsätzlich lässt sich sagen, dass es zwei verschiedene Ansätze gibt, aus welchen Positivismus gegriffen werden kann. Zum einen als Methode, negative und nicht reale (von Ängsten erschaffene)

Wirklichkeiten und Gedanken abzubauen (nach Christian Science). Zum anderen die spirituelle Methode, die geistigen Gesetze positiv anzuwenden und die Gedankenwelt für sich zu formen (nach Neugeist-Bewegung). Ich denke, am effektivsten ist es, beide Seiten zu nutzen.

Teil 2: Positivität als Lösungsansatz

Es ist nun also deutlich geworden, wie hilfreich und gut sich positive Gedanken auswirken können - sowohl auf den einzelnen Menschen, als auch auf dessen Umgebung und Mitmenschen. Die Grundlagen sind gebildet, befassen wir uns nun mit der genauen Umsetzung. Was bedeutet es nun ganz konkret im Alltag, das denken positiver Gedanken aktiv umzusetzen? Positivität soll zur Realität und zur Praxis werden, statt nur graue Theorie zu bleiben als etwas "das man eigentlich machen sollte".

Dafür ist vielleicht sogar eine kleine Veränderung der eigenen Persönlichkeit Ausschlag gebend. Diese wird nötig, wenn sich negative Gedankenmuster bereits so festgesetzt haben, dass man eine negative Grundhaltung entwickelt hat. Erwischen Sie sich auch oft dabei, in einer neuen Situation generell erst einmal etwas Negatives zu erwarten? Diese Einstellung mag dem Selbstschutz dienen, um nicht ständig enttäuscht zu werden. Dennoch ist sie schädlich, da eine negative Grundeinstellung dazu führt, dass man auch lediglich die negativen Aspekte wahrnimmt. Lösen Sie sich von diesem Teil Ihrer Persönlichkeit! Dazu später mehr im Kapitel "Negative Gedanken loswerden".

Der Weg von einer negativen zu einer positiven Grundhaltung ist kein leichter und erfordert viel Geduld und Beharrlichkeit. Oft werden Sie bemerken, wie sehr sich negative Einstellungen bereits in Ihrem Bewusstsein und Unterbewusstsein festgesetzt haben und es wird geradezu Arbeit werden, diese zu ersetzen. Doch die Anstrengung lohnt sich, denn positive Gedanken werden in Ihrem Leben so vieles verändern und verbessern. Sie können Ihnen Motivation sein, den Weg zu wahrer Freude zeigen und Ihnen Gelassenheit und Achtsamkeit beibringen. Positives denken lernen ist ein deutlich erkennbarer Pfad zu einem guten Leben, der viele angenehme Überraschungen bereit halt.

2.1 Positivität als Motivation

Wie oft im Leben gibt es doch Veränderungen. Neue Lebensabschnitte, Herausforderungen und Projekte. Es gibt sie im Kleinen, so wie eine Umschichtung der Arbeitsaufteilung im Job; oder im Großen, wie etwa ein Umzug. Aber eines haben alle Veränderungen gemeinsam: Sie benötigen eine ordentliche Portion Motivation. Im täglichen Leben müssen wir uns immer wieder neu motivieren. Manchmal nur dazu, am Morgen überhaupt aufzustehen. Und manchmal eben dazu, eine lebensverändernde Entscheidung zu treffen.

All das kann mit zwei unterschiedlichen Grundeinstellungen getan werden: Mit einer negativen Erwartungshaltung oder mit einer positiven Erwartungshaltung. Oft gibt es natürlich auch einen neutralen Mittelweg, wenn wir zum Beispiel wirklich keinen Gedanken an die Zukunft verschwenden und alles völlig neutral gestimmt auf uns zukommen lassen. Aber ganz ehrlich betrachtet, sind diese Momente doch eher selten. Zu den meisten Dingen haben wir ganz deutlich eine negative oder positiver Erwartungshaltung. Welche der beiden Möglichkeiten verschafft unsmehr Motivation? Die Frage war einfach. Natürlich ist es die positive Einstellung! Wer sich die Zukunft in den schönsten Farben ausmalt, hat verständlicherweise viel mehr Lust darauf, diese Zukunft so schnell wie möglich zu erleben. Wer davon ausgeht, dass anstehende Veränderungen vor allem Verbesserungen bedeuten, der hat auch Energie, sie anzupacken. Und wer daran glaubt, dass sich alles zum Guten wenden wird, hat die Motivation, selbst aktiv dazu beizutragen. Positive Gedanken motivieren dazu, das Leben zu gestalten und inspirieren zum ausprobieren und Risiken eingehen. Und sie geben die Energie, die für unsichere und unvorhersehbare Veränderungen und Pläne wichtig ist. Denn, und das ist nur logisch, wer negative Gedanken bezüglich der Zukunft hat, der bleibt lieber dort, wo er ist. Selbst wenn es dort ungemütlich und unproduktiv ist. Also gönnen Sie sich die Motivation, die Ihnen positive Gedanken und eine optimistische Erwartungshaltung verschaffen wird und gehen Sie (erst einmal nur zum testen) einige Zeit nur von guten Ergebnissen und Perspektiven aus.

2.2 Die kleinen Prüfungen des Alltags

Der erste Schritt zum Positivismus - die Entscheidung dafür - ist noch relativ leicht gemacht. Auch die ersten Versuche der Entwicklung von positiveren Gedanken kann in Ruhe und ohne Druck und Stress noch ganz gut gelingen. Schwieriger wird es dann schon im täglichen Leben, wenn die vielen kleinen Herausforderungen auf uns einwirken. Aber genau dann sind positive Gedanken besonders wichtig, denn sie verschaffen eine anziehende Ausstrahlung, sparen Nerven und geben Energie, anstatt welche zu kosten.

Ich möchte nun an einem Beispiel verdeutlichen, wie einige herausfordernden Situationen im Alltag jeweils mit negativen oder positiven Gedanken ablaufen würden. An diesen Beispielen können Sie erkennen, vor welche Prüfungen der Alltag wahrscheinlich auch Sie in der nächsten Zeit stellen wird - und was Sie davon haben, diese zu meistern:

Die Ausgangssituation: Der Wecker klingelt nicht und Sie haben verschlafen.

Negativer Gedanke: Jetzt ist der Tag gelaufen, ich kommen garantiert zu spät.

Folge: Sie sind zwar gestresst, versuchen aber eigentlich nicht mehr wirklich, dennoch pünktlich zu kommen. Natürlich kommen Sie dann auch wie vorausgesagt viel zu spät und haben dadurch den Rest des Tages noch schlechtere Laune.

Positiver Gedanke: Wenn ich jetzt richtig loslege, kann ich es noch schaffen.

Folge: Sie überraschen sich selbst mit Ihrer schnellen und effizienten Organisation, kommen gerade noch pünktlich und sind sehr mit sich zufrieden.

Die Ausgangssituation: Die Straßen sind überfüllt und sie suchen verzweifelt einen Parkplatz.

Negativer Gedanke: Der wird sich jetzt gleich garantiert vordrängeln und mir den Parkplatz klauen! Ja genau! Wusste ich es doch! So ein blöder...

Folge: Auch nachdem Sie einen Parkplatz gefunden haben und zu Fuß unterwegs sind, begegnen Sie anderen Menschen schlecht gelaunt und misstrauisch.

Positiver Gedanke: Er hat bestimmt nicht gesehen, dass ich hier einparken wollte. Ich finde gleich einen anderen Parkplatz. Oh, er hat es bemerkt und sich entschuldigt!

Folge: Sie können trotz Stress anderen Menschen freundlich und offen begegnen und wahrnehmen, dass diese auch nur gestresst und verzweifelt sind.

Die Ausgangssituation: Sie bringen Ihr Kind zum Sportverein und überlegen gestresst, wie Sie das Abholen später am Abend zeitlich schaffen sollen.

Negativer Gedanke: Die anderen Eltern werden jetzt wieder total herablassend sein und verurteilen, dass ich so viel Arbeit und zu wenig Zeit für mein Kind habe. Ich sehe sie schon vor mir, mit ihrer arroganten und entspannten Art.

Folge: Sie begegnen den anderen Eltern verkrampft und angespannt, so dass diese auf Abstand gehen. Das deuten Sie als Bestätigung Ihrer Einschätzung, wechseln kein Wort mit ihnen und verschwinden so schnell, wie Sie gekommen sind.

Positiver Gedanke: Mal sehen wie es den anderen Eltern geht, vielleicht hat da jemand einen Tipp für mich. Die arbeiten doch auch teilweise bis spät. Man könnte sich ja vielleicht irgendwie gegenseitig helfen.

Folge: Sie gehen offen und interessiert auf die anderen Eltern zu. Sofort erkennt eine Mutter, wie schwer Sie es zeitlich mit dem Abholen haben und bietet an, Ihr

Kind nach dem Training mit zu nehmen und bei Ihnen abzusetzen.

Sie sehen also, wie Ihre persönliche Einstellung in diesen unscheinbaren Fällen doch einen großen Unterschied machen konnte. Was Sie von einer Situation erwarten, hat entscheidenden Einfluss darauf, wie diese Situation auch tatsächlich ablaufen wird. Sehen Sie derartige Ereignisse und Erlebnisse einfach als kleine Prüfungen, um Ihre positiven Gedankengänge zu schulen und zu festigen. Es wird nicht immer klappen, aber mit jedem Mal werden Sie besser. Und immer, wenn Sie die positiven Folgen Ihrer Gedanken erfahren, wird das eine Bestätigung für die nächste kleine Prüfung sein.

2.3 Der Weg zur Gelassenheit

Ein absolut essentieller Begleiter von positiven Gedanken ist die Gelassenheit. Und dabei vor allem, wie in dem berühmten Spruch, die Gelassenheit Dinge hinzunehmen, die nicht zu ändern sind. Viele unserer negativen Gedanken drehen sich wie wir unser Leben perfektionieren können. Irgend etwas finden wir immer, dass nicht genau so ist, wie wir es gerne hätten. Und am meisten unnötige Energie geht für Umstände drauf, die (zumindest zu dem entsprechenden Zeitpunkt) nicht zu ändern sind. Entweder sind es Bedingungen, die mit etwas einher gehen, das wir unbedingt wollen. Oder es sind Umstände, die für eine gewissen Zeit geduldig abgewartet werden müssen. Egal worum es sich dreht, dieses "etwas nicht sofort und durch pure Willenskraft ändern können" macht uns Menschen rasend. Wir möchten doch so gerne das Gefühl haben, stark und mächtig zu sein. Wir möchten unser eigenes Leben zu 100% kontrollieren können. Und doch stoßen wir immer wieder an die Grenzen unserer eigenen Möglichkeiten und reiben uns daran auf.

Doch wie sieht er nun aus, der Weg zur einer gelassenen Einstellung? Kann man Gelassenheit lernen, in unseren angespannten und aufregenden Zeiten?

Die Antwort ist Ja! Gerade in der heutigen Zeit ist es sogar notwendig, ein gewisses Maß an gelassenen Grundhaltungen zu verinnerlichen. Denn nur so können wir unterscheiden, wo wir ausharren und durchhalten müssen und wo wir aktiv werden sollten. So bleibt viel mehr Energie für die Dinge, die wir wirklich ändern können. Es geht also darum, zum richtigen Zeitpunkt und in den richtigen Bereichen gelassen zu sein. Aber wie kann man diese identifizieren?

Wenn Sie den Druck spüren, handeln zu wollen und etwas zu beeinflussen, dann fragen Sie sich immer zunächst: Liegt das in meiner Macht? Was kann ich im Moment aktiv dazu beitragen, es zu verbessern? Wenn die Antwort "Nein" und "Nichts" ist, dann sollen und müssen Sie es abgeben. Stellen Sie sich vor, wie Sie das Thema wie ein Buch zurück in den Schrank oder einen Ordner zurück in die Schublade legen. Machen Sie sich bewusst, dass Sie nur ein Mensch sind und daher nicht alles im Griff haben können. Sie schaden sich selbst und den Menschen um sich herum, wenn Sie es dennoch versuchen.

Doch wenn Sie das geschafft haben, sind sie noch nicht automatisch gelassen. Sie fühlen sich unter Umständen nur machtlos und nutzlos. Wenn das der Fall ist, dann legen Sie Ihren Fokus statt dessen auf Dinge, die Sie ändern können. Nutzen Sie ihren Tatendrang, etwas zum Besseren zu wenden oder sich für ein wichtiges Thema oder einen anderen Menschen einzusetzen. So spüren Sie, dass Gelassenheit in einem bestimmten Lebensbereich nicht Lethargie in allen Lebensbereichen bedeutet.

Vertrauen Sie darauf, dass jeder im Leben bestimmte Aufgaben und Bereiche hat, in denen er etwas positives Bewirken kann. Niemand kann in allen Bereichen wirken. Wahre Gelassenheit bedeutet, seinen Wirkungskreis zu kennen und zu nutzen. Und die anderen Wirkungsbereiche anderen Menschen oder der Natur oder einer höheren Macht zu überlassen. Selbst wenn das bedeutet, dass Sie auch einmal mit unangenehmen Wahrheiten und Verhältnissen klarkommen müssen. Gehen Sie gelassen damit um, sobald Sie festgestellt haben, dass diese außerhalb Ihres Wirkungskreises liegen.

2.4 Negative Gedanken loslassen

Natürlich kann kein Mensch dauerhaft vermeiden, dass negative Gedanken entstehen. Auch wenn bewusst nur positive ausformuliert oder unterstützt werden, kommen negative ganz automatisch auf. Sie entstehen wie eine kleine Stimme im Kopf und wenn sie genährt und ernst genommen werden, können sie immer lauter werden. Wie also vermeiden Sie, diese negativen Gedanken zu unterstützen? Wie verweisen Sie diese sofort in ihre Schranken und ersetzen sie mit positiven Gedanken? Zuerst einmal eine ganz wichtige Information: Üben Sie keinen Druck auf sich aus! Negative Gedanken dürfen kommen und gehen, ohne dass Sie dagegen ankämpfen oder mit ihnen streiten. Je mehr Aufmerksamkeit sie ihnen nämlich schenken (ob als Zustimmung oder als Widerspruch), desto stärker werden sie. Für negative Gedanken ist jeder Aufmerksamkeit gute Aufmerksamkeit. Sie "fühlen" sich bereits dadurch bestätigt, dass man ihnen aufmerksam zuhört. Lassen Sie also negative Gedanken durch sich hindurch fließen, wie man so schön sagt "zum einen Ohr rein und zum anderen raus". Solange Sie nicht aktiv und bewusst beschlossen haben, genau jetzt über ein Problem nachzudenken, müssen Sie den Gedanken auch nicht aufgreifen. Nehmen Sie sich also immer dann Zeit zum nachgrübeln, wenn es Ihnen passt und nicht dann, wenn ein Gedanke beschlossen hat, sie zu überraschen. So behalten Sie die Kontrolle und die Überhand. Natürlich müssen auch unangenehme Gedanken durchdacht werden, aber dann zu der Gelegenheit und dem Zeitpunkt, den sie selbst wählen.

Wenn Sie von negativen Gedanken gequält und belästigt werden, mit denen Sie sich eigentlich absolut nicht (niemals) beschäftigen wollen, dann müssen Sie diese loswerden. Dabei handelt es sich um bestimmte Denkmuster, die zum Beispiel durch schlechte Erfahrungen oder Prägungen in der Kindheit übernommen wurden. Auch wenn Sie genau wissen, dass ein Gedanke falsch und schädlich für Sie ist, dann sind Sie ihn dadurch leider nicht automatisch los.

Sie müssen sich immer wieder, wenn dieser aufkommt, bewusst gegen ihn entscheiden. Zusätzlich legen Sie sich n einem ruhigen Moment einen positive Gegen-Gedanken fest, mit dem sie "kontern" können. Also wann immer der negative Gedanke Sie übernehmen und beeinflussen möchte, sagen Sie "Nein! Ich bin der Überzeugung, dass..." Genau so, wie Sie jemandem gegenüber treten würden, der ihnen etwas erzählt, das Sie nicht glauben. Sie sind nicht das Opfer Ihrer negativen Gedanken! Diese sind nur in Ihrem Kopf zu Besuch und das, obwohl sie nicht einmal eingeladen wurden. Sie brauchen nur eine gefestigte Einstellung und die Selbstsicherheit, dass Sie mit dem positiven Gedanken absolut im Recht sind. Mit jedem Mal wird der negative Gedanken dann kleiner und schwächer, bis er irgendwann einfach nicht mehr auftaucht.

2.5 Glaube - was man für wahr hält, wird real

Glaube ist eine wunderbare Sache und kann wirklich Berge versetzen. Natürlich nicht im wörtlichen Sinne, aber in dem Sinne, dass er massive Veränderungen bewirken kann. Aber dafür muss er wirklich stark und mächtig sein. Wie kommt man zu einem solch starken Glauben? Leider kann man sich diesen nicht angewöhnen oder anerziehen. Er wächst im Laufe der Zeit, mit vielen positiven Erfahrungen und Informationen. Wer erfährt, dass es sich mit Glauben angenehmer lebt, wird ganz automatisch weiter glauben. Und die Rede ist hier nicht (unbedingt) vom Glauben an eine höhere Macht (wobei auch dieser sehr helfen kann). Es geht vor allem darum, an die eigenen Überzeugungen und Lebenseinstellungen zu glauben. Darum ist der Glaube auch beim Positivismus so wichtig! Um positiven Gedanken wirklich Macht zu verleihen, müssen wir an sie glauben. Wir müssen überzeugt davon sein, dass sie real sind, denn dann werden sie es auch sein. Sehen wir uns Beispiel zum Verständnis an:

Stellen Sie sich vor, dass eine schwere Aufgabe vor Ihnen liegt. Sie möchten gern mit positiven Gedanken den Ausgang beeinflussen und sich gleichzeitig mit ihnen motivieren und stärken. Sie stellen sich also vor, wie es ablaufen wird, wie alles gut klappt und Sie von allen Seiten Hilfe erhalten. Sie sehen vor Ihrem inneren

Auge, wie die Aufgabe am Ende optimal gelöst ist. Für negative Gedanken, die Ihnen in dem Zusammenhang aufsteigen, finden Sie positive Alternativen, die Sie diesen entgegen stellen können. All dieser Positivismus führt dazu, dass Sie an einen guten Ablauf glauben. Sie können sich wirklich vorstellen, dass es klappt und gehen voller Elan an die Arbeit. Selbst als Kleinigkeiten schief gehen oder nicht so klappen wie geplant, sind Sie nicht entmutigt. Sie überlegen sich dann Alternativen, stets mit dem Bild des positiven Ausganges vor Augen. Sie glauben schließlich fest daran, dass dieser möglich ist! Und mit diesem Glauben stecken Sie auch ihr Umfeld an und motivieren es, mit anzupacken und voller Energie und Kreativität zu sein. Und jetzt raten Sie, wie es enden wird: Natürlich wird das Ergebnis gut sein! Denn selbst wenn es nicht perfekt wird, haben Sie und alle Beteiligten alles Herzblut hinein gesteckt und ihr Bestes gegeben. Und da ist das gute Ergebnis vor alle die Tatsache, dass es insgesamt eine positive Arbeitsphase gewesen ist.

Sie sehen also, worum es wirklich geht. Natürlich können Sie mit Ihrem Glauben an das Positive nicht alles Negative verhindern oder vermeiden. Aber Sie können Ihre Einstellung dazu ändern und das Gesamtbild formen. Sie können Ihre Realität formen, indem Sie an Ihre eigenen positiven Gedanken glauben und Ihnen damit die Macht verleihen, sich selbst und Ihre Mitmenschen zu beeinflussen. Mit jedem Mal, bei dem Ihr Glaube an das Positive bestätigt wird, bestärken und verfestigen Sie diesen. Die Realität ist nur das, als was Sie sie wahrnehmen. Sie ist so gut oder schlecht, wie Sie selbst glauben und kann auch nur das werden, was Sie in Ihrer Vorstellung daraus machen.

2.6 Geschichten und Lebensweisheiten

Wer sich mit dem Thema "Positiv Denken" beschäftigt, wird früher oder später auf Kurzgeschichten und Weisheiten stoßen, die als Motivation und Unterstützung dienen sollen. Immer mehr Lebensweisheiten drehen sich um den Positivismus und sollen die Menschen im Alltag auf einen positiven Pfad lenken. Sie selbst können diese lehrreiche Unterhaltung durchaus annehmen und für sich nutzen. Wann immer Sie an der Effektivität ihrer positiven Gedanken zweifeln oder eine kleine Bestätigung brauchen, kann eine solche Geschichte oder ein kluger Spruch genau diese geben.

Es gibt Weisheiten und Geschichten aus allen Ländern und Kulturen, die zeigen sollen, wie ein positiver Gedankengang alles verändern kann. Beim Lesen solcher Texte werden Sie viele "Aha"- Momente haben, in denen Sie zum Beispiel sich selbst wieder erkennen. Oder Sie erhalten Tipps und Inspiration für die eigene Einstellung. Je mehr dieser Texte Sie lesen, desto tiefer verankert sich der Grundgedanke in ihrem

Unterbewusstsein. Sie fühlen sich mit Ihrer Lebenseinstellung nicht länger allein und machtlos, sondern als Teil einer Bewegung zu einem positiven Leben. Und wenn Sie im Alltag Erfahrungen machen und Lernmomente erleben, was spricht dagegen, diese ebenfalls aufzuschreiben? Sie können damit vielleicht andere Menschen stärken und motivieren, sich ebenfalls mit ihren Gedanken auseinander zu setzen. Außerdem können Sie Geschichten und Zitate, die Ihnen selbst geholfen haben, mit Freunden und Verwandten teilen. Seien Sie anderen Menschen die Inspiration, die Sie sich selbst wünschen würden!

Teil 3: Hindernisse und Risiken

Auch wenn der persönliche Wille zur positiven Veränderung da ist, stehen ihm viele Hindernisse entgegen. Im täglichen Leben sind wir unzähligen Herausforderungen ausgesetzt, die mit Stress, Angst und Sorgen einher gehen. Die sorgen dann dafür, dass die positiven Gedanken geschwächt werden und ihnen ständig ein "Aber" gegenüber gestellt wird. Dieses mächtige Wort führt zu Zweifeln am eigenen Optimismus und verschiebt den Fokus wieder so, dass die negative Sichtweise stärker wird. Als Gegenspieler der positiven Gedanken sorgen die negativen Gedanken dafür, dass wir Urängste hervor lassen und unrealistische Szenarien erfinden. Diese starken Gefühle werden von den negativen Gedanken angezapft und ziehen sich Energie und Rechtfertigung daraus. Wir wollen ja ständig auf alles vorbereitet sein, um nicht vom Leben überrascht zu werden. Daher beschäftigen wir uns auch mit negativen Möglichkeiten und Ideen und geben ihnen dadurch Macht über unsere Gefühle.

Aber auch positive Gedanken lernen birgt Gefahren, die gute Möglichkeiten ins Gegenteil verwandeln. Wird es nicht richtig angewendet oder falsch verstanden, kann es zu einem unrealistischen Weltbild führen, dass Fakten ignoriert und sich eine eigene Realität erschafft. Wenn nämlich Negatives komplett verleugnet und verdrängt wird zu Gunsten der positiven Gedanken, dann ist es dadurch nicht verschwunden, sondern lauert lediglich auf seinen Moment. Negatives zu bearbeiten und durch Positives zu ersetzen sollte das Ziel sein. Durch die Beschäftigung mit Hindernissen und Risiken vermeiden Sie Fehler beim positiv denken lernen und haben größere Chancen auf Erfolg.

3.1 Die Gefahren von positiven Gedanken

Trotz aller Vorteile des Positivismus gibt es auch einige Risiken, die man sich unbedingt machen sollte. Wie alle positiven Dinge kann es auch hier bei falscher Anwendung oder übermäßiger Versteifung darauf zu Problemen kommen. Darum machen Sie sich hiermit auch die kritischen Stimmen und die Gefahren bewusst, um sie vermeiden zu können!

Zunächst ist wichtig, dass es soll bei positiven Gedanken nicht darum gehen soll, negative Aspekte und Fakten zu verdrängen oder verleugnen. Viele Kritiker des Positivismus befürchten nämlich, dass ein übertriebener Fokus auf positive Gedanken dazu führt, dass negative Gedanken einfach überhaupt nicht mehr zugelassen werden. Es ist aber natürlich Fakt, dass jedem Menschen auch negative Dinge widerfahren, die durchdacht und realisiert werden müssen. Selbstverständlich ist es nicht die universelle Lösung, jedes Problem einfach von der positiven Seite zu sehen und damit als gelöst zu betrachten. Zudem gehören auch traurige, wütende oder enttäuschte Gedanken zu uns Menschen und haben ihre Daseinsberechtigung. Sie zu ignorieren oder zu verdrängen kann schwere Folgen für die Psyche haben. Auch unsere dunkle Seite möchte beachtet werden.

Schwierigkeiten oder Sorgen müssen meist ganz aktiv gelöst werden, wenn es reale Probleme sind, die auch reale Lösungen haben oder erfordern. Wer zum

Beispiel Geldprobleme hat, wir allein durch positive Gedanken daran nichts ändern können. Er muss seine Ausgaben und Einnahmen gegenüber stellen, überlegen wo er einsparen kann oder wie er mehr Geld verdienen kann. Es geht in solchen Fällen um praktische Lösungen für praktische Probleme. Und auch die damit einher gehenden Gefühle dürfen gefühlt werden! Beim Positivismus sollte es also niemals darum gehen, sich 100% des Tages nur noch positive Gedanken zu erlauben. Es geht lediglich um eine bessere Verteilung und darum, dass die positiven Gedanken immer die Oberhand haben und überwiegen sollten. Denn so befindet man sich in einer angenehm positiven Grundhaltung und -stimmung, ohne verbissen zu sein.

Ein weiterer Punkt ist die oft angenommene Tendenz zum ständigen Glücklichsein. Wer optimistisch ist und am Positivismus versucht, muss aber nicht als Folge dessen auch immer und überall glücklich sein. Jeder Mensch hat bessere und schlechtere Zeiten. Jeder Mensch erlebt Tiefpunkte, Schicksalsschläge und schwere Phasen. Sich dann noch schlechter zu fühlen dafür, dass man gerade nicht positiv sein kann, wäre weit am Ziel vorbei geschossen! Also hier noch einmal ganz deutlich: Unglückliche Gefühle und ein grundsätzlich positiver Lebensstil schließen einander nicht aus! Zwanghaftes Glücklichsein ist nicht Ziel der positiven Gedanken!

Die letzte Gefahr des Positivismus ist der Realitätsverlust, der damit einher geht, dass negative Aspekte geleugnet werden. Wer sich allzu verbissen nur auf Positives konzentriert, läuft mit Scheuklappen durch die Welt. Es gibt aber durchaus viele Bereiche oder Fakten des Lebens, die schlicht negativ sind. Diese müssen verbessert oder geändert werden. Und das kann erst passieren, wenn genügend Menschen zusammen kommen und das Problem erkennen. Lediglich die angenehmen Seiten des Lebens wahr haben zu wollen, macht die Welt nicht zu einem besseren Ort. Bei positiven Gedanken sollte es darum gehen, sich keine (nicht realen) Probleme zu erdenken und Umstände nicht nur von ihres schlechtest möglichen Seite zu betrachten. Rutschen Sie dabei aber bitte nicht ins andere Extrem hinüber, in dem nur noch die Sonne scheint. Denn auch das wäre wieder eine nicht reale Welt, in der Sie nicht dauerhaft leben können.

3.2 Stress vs. Positivität

Kommen wir nun zu den Hindernissen, die es positiven Gedanken im Alltag besonders schwer machen. Ein besonders mächtiger Gegenspieler ist der Stress, der in so vielen Lebensbereichen lauert. Nicht nur bei der Arbeit, auch im Familienleben und sogar im Freizeitbereich kommt ständig Stress auf. Zu viele Aktivitäten sollen in zu knappe Zeiträume gepresst werden. Die Tage sind durch getaktet, man hetzt von einer Verabredung zur anderen und überlebt nur, weil man sich wie ein Ertrinkender an den vollgeschriebenen Terminplaner klammert. Auch wer gut organisieren kann und die Termine meistens im Griff hat, kann sich vor einem leicht gestressten Beigeschmack nicht dauerhaft schützen.

Stress ist in unserer Gesellschaft sogar schon so normal, dass es als eine Art Statussymbol dient. "Ich bin gestresst? Das bedeutet, dass ich begehrt bin und erfolgreich und fleißig. Ich kann mich vor Verabredungen kaum retten - Jeder will Zeit mit mir verbringen, weil ich so beliebt bin. Ich kann mich vor Terminen kaum retten - Ich leiste so gute Arbeit, dass alles an mir hängen bleibt, weil niemand anderes es so gut kann. Ich kann mich vor Aufgaben kaum retten - Ich bin so energiegeladen und fleißig, dass Müßiggang mein Ende wäre." Ungefähr so sieht es im Kopf jedes gestressten Menschen aus, der sich einredet, dass Stress etwas Gutes ist.

Doch was bedeutet es wirklich, ständig unter Strom zu stehen? Der gesamte Kreislauf ist belastet. Der Körper und das Gehirn arbeiten ohne Pause auf Hochtouren. Während einer Aktivität planen wir im Kopf schon den Weg zum oder den Ablauf von der nächsten. Selbst angenehme Unternehmungen können nicht richtig genossen werden, denn die Zeit sitzt im Nacken. Bei der geringsten Entspannung entsteht sofort ein schlechtes Gewissen, denn man könnte diese Zeit ja so viel produktiver nutzen, anstatt sie einfach vergehen zu lassen, ohne etwas geleistet zu haben.

Wie verhält sich dieser dauerhafte Stresszustand zum Positivismus? Warum ist er ein Hindernis für positive Gedankengänge? Ganz einfach: Positive Gedanken benötigen Zeit und Entspannung. Wir müssen uns in sie hinein denken und fühlen, sie ausformen und reifen lassen. Sie brauchen ein angenehmes Lebensumfeld, um sich entwickeln zu können. Ähnlich wie kleine Pflanzentriebe wachsen sie dem Licht entgegen. Dieses innere Licht wird von Stress blockiert. Selbst Stress durch angenehme und gewollte Aktivität hat negative Nebenwirkungen. Er behindert den freien Fluss der Gedanken und der Kreativität. Er nimmt uns regelrecht die Luft zum atmen. Wer also keine Zeit und Energie mehr übrig hat, weil er sie komplett benötigt, um den Alltag aufrecht zu erhalten, der wird es schwer haben mit den positiven Gedanken.

3.3 Stress bewältigen

Selbstverständlich wollen wir nicht zulassen, dass Stress als Gegenspieler bestehen bleibt und daran hindert, positive Gedanken im Leben zu integrieren. Das bedeutet, der Stress muss unbedingt reduziert werden. Aber wie kann das gelingen? Zunächst einmal ist es wichtig, sich ganz bewusst für den Positivismus und gegen die Hindernisse zu entscheiden. Eine positive Grundeinstellung geht auch mit einer gewissen "Das wird klappen!"-Einstellung einher. Wer den Willen besitzt, etwas zum besseren zu ändern, wird damit auch Erfolge haben. Lernen Sie, Ihren Stress zu bewältigen!

Begonnen wird am besten damit, die Stressfaktoren des eigenen Lebens zu identifizieren. Erstellen Sie sich eine persönliche Liste mit allem, was Sie in Zeitdruck oder Leistungsdruck versetzt. Dabei ist es wichtig, ganz ehrlich zu sich selbst zu sein. Es kann durchaus passieren, dass auch viele angenehme Aktivitäten auf dieser Liste landen. Zunächst einmal hat das überhaupt nichts zu bedeuten, also keine Angst, dass Sie nun alles aus Ihrem Leben streichen müssen!

Bewerten Sie dann die Stressfaktoren auf der Liste mit Zahlen von 1 bis 3. Was absolut nicht in Ihrer Macht liegt, bekommt eine 1. Was eine unangenehme aber selbstgewählte Pflicht ist, bekommt eine 2. Was eine angenehme und selbstgewählte Pflicht ist, bekommt eine 3. Seien Sie auch hier wieder ganz ehrlich zu sich selbst. Hier zwei Beispiel zum verdeutlichen, eines aus dem Berufsleben und eines aus dem Privatleben:

Berufsleben:

Eine Aufgabe im Job, die genau in Ihrem Zuständigkeitsbereich liegt: 1

Ein Projekt, dass Sie angenommen haben aber Ihnen nur Ärger bereitet: 2

Ein kreatives Projekt, welches Sie selbst ins Leben gerufen haben: 3

Privatleben:

Die wöchentliche Grundreinigung des Hauses/der Wohnung: 1

Der Fahrdienst für die Kinder zu ihren Vereinen: 2

Das wöchentliche Treffen mit der Sportgruppe: 3

Wenn Sie nun alle Stressfaktoren eingeteilt haben, geht es an die Veränderung. Alle Punkte 1 können Sie vermutlich erst einmal nicht ändern. Alle Punkte 2 werden entweder eliminiert oder anderweitig organisiert. Hier hilft es sehr, das "Nein"-sagen zu üben! Alle Punkte 3 werden reduziert (z.B. nur alle 14 Tage statt wöchentlich). Mit dieser Listenarbeit schaffen Sie sich wieder mehr Freiraum und Auszeiten. Erinnern Sie sich immer daran, dass Sie positive Gedanken etablieren wollen und dafür Entspannung und Zeit für sich brauchen.

Sie sind keine Maschine und sollten auch keine werden wollen. Stress ist von uns Menschen erschaffen worden und stellt eine vermeidbare Belastung dar. Positive Denkmuster können Ihnen sogar dabei helfen, ihre eigenen Gegenspieler zu bekämpfen und Stress zu bewältigen. Wenn der Stress Sie mal wieder zu überrollen droht, setzen Sie sich ein paar Minuten ruhig hin. Atmen Sie tief durch und stellen Sie sich Ihr Leben als großes Puzzle mit Millionen kleinen Teilen vor. Ihr momentaner Stressfaktor ist nur ein winzig kleines Teilchen davon und verändert am Gesamtbild nicht sehr viel. Denken Sie daran, dass das Gesamtbild zählt - dieses große, beeindruckende Kunstwerk. Sie haben es bisher noch immer geschafft, dieses Bild zu gestalten und zu erhalten. Sehen Sie das Einmalige daran und denken Sie an all die positiven Dinge und

Ereignisse, die dazu beitragen. So setzen Sie die kleinen Alltagssorgen wieder etwas mehr in Relation zum großen Ganzen.

3.4 Ängste vs. Positivität

Der zweite große Gegenspieler der positiven Gedanken ist die Angst. Sie ist überall in schwächeren oder stärkeren Ausprägungen und oft haben wir uns schon so an sie gewöhnt, dass sie geradezu selbstverständlich geworden ist. Sie ist dann keine bewusst wahrnehmbare Belastung mehr, so dass wir keinen direkten Drang spüren, sie aus dem Weg zu räumen. Dennoch ist sie da und trägt zu einer gedrückten und pessimistischen Grundstimmung bei. In dieser Stimmung fallen positive Gedanken natürlich besonders schwer. Denn ständig flüstert die Angst uns ins Ohr "Das wird schief gehen, du wirst enttäuscht werden oder dich gar einer Gefahr aussetzen". Angst ist zugleich eine Schutzfunktion und ein Erfahrungswert. Für den Schutz ist sie dann zuständig, wenn unsere Gedanken oder Pläne drohen, uns körperlich oder seelisch zu verletzen. Wenn man zum Beispiel frisch verliebt ist und hoffnungsvoll und positiv in die Zukunft sehen möchte, dann sorgt die Angst dafür, nicht allzu viel zu hoffen. Sie warnt davor, die Welt nur noch rosa zu sehen und zur Sicherheit nicht zu glücklich zu sein. Denn es könnte ja sein, dass man enttäuscht wird. Hinzu kommt dann gleich der Erfahrungswert. Wir alle wurden schließlich schon einmal verletzt und um das zukünftig zu vermeiden, merken wir uns diese Erlebnisse. Die Angst sorgt dann dafür, nicht nochmal in eine ähnliche Situation zu geraten.

Grundsätzlich ist Angst also noch nichts Schlimmes, denn sie versucht lediglich, uns vor verschiedensten Schäden zu bewahren. Wenn sie aber zu mächtig wird, ist die Folge davon eine grundsätzlich negative Lebenshaltung. Man erwartet dann generell nur noch Enttäuschungen, sieht Betrug und Verrat hinter jeder Ecke und geht überhaupt kein Risiko mehr ein. So kann natürlich nichts passieren. Aber hier liegt auch schon das Problem: Es kann tatsächlich nichts passieren. Nichts Schlechtes, aber eben auch nichts Gutes. Denn man sieht ja nur das Negative oder eben die

Möglichkeit des Negativen und macht dann sofort einen großen Bogen um alle Gelegenheiten. Positiven Gedanken kommen mit dieser Einstellung nicht einmal als Funken auf. Und wenn sich doch einmal einer regen sollte, wird er von der Angst sofort ausgetreten. Ein trauriges Leben, denn man nimmt sich dadurch jede Chance auf schöne Überraschungen, anregende Erfahrungen und Lebensfreude. Man sieht in allem nur das Negative und die Gefahren bzw. denn schlimmst möglichen Ausgang. Die Welt sieht aus diesem Blickwinkel ziemlich grau aus.

3.5 Ängste bewältigen

Auch um übermäßige Angst loszuwerden gibt es ein paar Tricks, die dann ein positives Leben möglicher machen. In einem ersten Schritt geht es auch hier zunächst darum, die Ängste zu identifizieren. Beschäftigen Sie sich über einige Tage ganz bewusst mit angstauslösenden Situationen oder Fakten. Was genau ist es, das Ihnen Angst macht? Welche Visionen oder Gedanken drängen sich Ihnen auf, wenn Sie an die auslösenden Aspekte denken? Und welche Gefühle (mal abgesehen von der Angst) gehen noch damit einher? Schreiben Sie sich am besten alle Erkenntnisse auf und lesen sie nach einigen Tagen durch. Hier können Sie bestimmt schon einige Parallelen oder Überschneidungen feststellen. Meist sind es ganz ähnliche Dinge, die Angst machen. Diese hängen davon ab, welche persönlichen Erfahrungen und wunden Punkte man besitzt.

Wenn Sie Ihre Ängste bewusst wahrnehmen und in aller Ruhe inspizieren, werden sich viele davon schon als unrealistisch oder extrem unwahrscheinlich heraus stellen. Diese Ängste dürfen Sie dann gleich loslassen, denn sie sind unnötige Zeit- und Energieverschwendung. Wann immer sie wieder auftauchen, machen Sie sich bewusst, wie abwegig sie sind und dass Sie sich ja bereits dagegen entschieden haben, diese Ängste für voll zu nehmen.

Die Ängste jedoch, die eine Wurzel und Daseinsberechtigung haben, nehmen Sie noch weiter unter die Lupe. Können Sie durch gründliche Überlegung heraus finden, wann und wo die Angst ihren Ursprung hat? Wodurch wird sie genährt? Versuchen Sie, der Angst ihren Nährboden zu nehmen. Das machen Sie, indem sie ein sogenanntes "Worst Case"- Szenario durchspielen. Denn Ängste sind noch überhaupt nicht in der Gegenwart angelangt. Sie sind nicht real und nur ein Konstrukt unserer Gedanken und Gefühle. Mit großer Wahrscheinlichkeit werden sie auch niemals eintreten. Aber nur zu Ihrer Beruhigung: Spielen Sie gedanklich durch, was im schlimmsten Falle passieren könnte. Und dann denken Sie sich mögliche Lösungen dafür aus. So werden Sie nämlich sehen, dass es immer eine oder mehrere Lösungen gibt. Selbst wenn Ihre Angst eintreten sollte, geht Ihr Leben weiter und Sie werden auch schwere Zeiten überstehen.

Erinnern Sie sich dann an all die Zeiten und Situationen, die Sie bereits verstanden haben. Denken Sie daran, was Ihnen geholfen hat, diese zu überstehen. Das sind Ihre Ressourcen, von denen die meisten auch in der Zukunft für Sie da sein werden. Lassen Sie sich davon Sicherheit geben und erlauben Sie sich, Ihre Ängste so lange abzuhaken, bis sie tatsächlich Realität werden sollten. Denn Sie wissen ja jetzt: Auch in dem

Fall kämen Sie damit klar. Aber meist kommt es überhaupt nicht so weit und Sie können Ihre Zeit und Energie für schöne und reale Dinge verwenden.

Teil 4: Die Helfer der Positivität

Genauso wie es Gegenspieler und Hindernisse für positive Gedanken gibt, existieren glücklicherweise auch Helfer. Diese tragen dazu bei, dass Positivität entstehen und sich verfestigen kann. Manche dieser Helfer können bewusst entwickelt und erlernt werden. Andere sind bereits in jedem von uns angelegt und warten nur darauf, ausgebildet und genutzt zu werden. Wenn Sie die Helfer für sich nutzen und in Ihren Alltag integrieren, können sie Verbündete beim entwickeln und unterstützen positiver Gedanken sein. Sie sollten jedoch nicht als Belastung empfunden werden, oder als etwas, das "noch erledigt werden muss". Positivität geht immer darum, weniger Druck und mehr Freude und Leichtigkeit ins Leben zu bringen.

Wenn Sie sich jedoch ein paar Mal die Zeit nehmen, die verschiedenen Formen der hilfreichen Unterstützung zu testen, erfahren Sie den Nutzen selbst. Die damit einher gehende Entspannung und Energie tut so gut, dass Sie bestimmt gerne einige Veränderungen in Ihrem Alltag vornehmen werden, um sich Freiraum dafür zu schaffen. Jeder Helfer der Positivität steht für sich selbst, doch untereinander ergänzen sie sich sehr gut. Versuchen Sie, so viele wir möglich zu nutzen und erleben Sie dadurch, wie positive Gedanken ganz von selbst entstehen und wie selbstverständlich zum Bestandteil Ihres Tages werden.

4.1 Achtsamkeit - eine Form der Meditation

Diese recht neue Form der Entspannungstechnik oder Lebenseinstellung wird immer beliebter und ist auch im Kontext der positiven Gedanken vielversprechend. Achtsamkeit zu lernen ist inzwischen schon gleich beliebt bei vielen Menschen, wie Meditation zu lernen. Im Kern geht es darum, mit offenen Sinnen durch das Leben zu gehen und die vielen Kleinigkeiten wieder mehr wahrzunehmen. Durch praktische Übungen, aber auch durch eine generell achtsame Einstellung kann man dazu beitragen, das Leben wieder mit allen Sinnen zu erfahren. Das führt zu mehr Freude und einer entspannteren Grundhaltung. Wie aber funktioniert das mit dem achtsamen Leben nun genau? Und wie hängt es mit Positivismus zusammen?

Begonnen wird am besten mit kleinen, alltagstauglichen Achtsamkeitsübungen. Tägliche Dinge werden mit Fokus und Aufmerksamkeit ausgeführt. Das kann das Zubereiten oder Essen einer Mahlzeit sein, ein Fußweg oder einfach Wartezeit. Konzentrieren Sie sich völlig darauf, was Sie tun oder erfahren. Auf Geräusche, Gerüche, Geschmack oder das Gefühl in aktiven Körperteilen. Selbst wenn Sie gerade selbst nichts tun, können Sie sich auf das konzentrieren, was um Sie herum passiert. Und das dann aufmerksam und bewusst erleben. Durch diese Übungen stellen Sie Ihr Gedankenkarussell für einige Minuten ab und sind ganz achtsam nur im Augenblick - in der Gegenwart. Achtsamkeit zu lernen bedeutet nicht, sich anzustrengen. Im Gegenteil, es bedeutet abschalten und geschehen lassen. Und das Geschehen zu erleben mit allen Sinnen, die wir Menschen zur Verfügung haben. Achtsamkeit erdet und bringt Sie zurück in Ihren eigenen Körper, der doch so viel mehr ist als nur mechanische Gedanken. Je öfter Sie

Achtsamkeitsübungen in Ihren Alltag integrieren, desto mehr werden diese Ihre negativen Emotionen und Gedanken entkrampfen und pausieren.

Für die Stärkung positiver Gedanken ist diese kleine Auszeit durch Achtsamkeit ein perfekter Nährboden. Denn die negativen Gegenspieler sind vorübergehend ausgeschaltet und Sie sind offen für angenehme und glücklich machende Gedanken. Denn die körperlichen und emotionalen Erlebnisse, die Sie während achtsamer Momente haben (Gerüche, Geschmack, Töne) öffnen eine Tür in Ihnen und machen Sie empfänglicher für Positives. Sie möchten mehr spüren, mehr wahrnehmen und entspannter sein. Und das geht nicht durch Angst, Stress, und Sorgen, die mit den negativen Gedanken Hand in Hand gehen - sondern nur durch positive Gedanken.

4.2 Selbstliebe lernen

Es ist sehr schwierig, positive Energie zu entwickeln, wenn man sich dafür immer auf Energiequellen von außen verlassen muss. Viel wichtiger ist es ohnehin, sich selbst ein kleines bisschen autark zu machen und weniger abhängig zu sein von der Zuneigung und Bestätigung anderer Menschen. Das bedeutet natürlich nicht, dass man ohne Liebe von wichtigen Mitmenschen leben soll oder muss. Aber die wichtigste, die essentielle Liebe kann man sich nur selbst geben. Darum heißt sie auch Selbstliebe. Sie ist nichts, dass man sich wünschen oder worauf man hoffen muss, so wie es bei der Liebe anderer Menschen der Fall ist. Nein, Selbstliebe kann man lernen! Man kann sie sich selbst gönnen und noch jetzt und heute damit beginnen.

Wie bei der Liebe, die andere Menschen Ihnen entgegen bringen, hängt auch die Selbstliebe unter anderem davon ab, wie gut Sie mit der Person umgehen. In dem Falle also, wie Sie mit sich selbst umgehen. Schließlich würden Sie auch von einem anderen Menschen nicht erwarten, dass er Sie liebt, obwohl Sie ihn nicht beachten, sich nicht um ihn kümmern und nichts als Kritik für ihn übrig haben. Und genauso ist es auch im Umgang mit sich selbst. Behandeln Sie sich so, wie Sie von einem geliebten

Menschen behandelt werden möchten. Dazu gehören ein paar wichtige Regeln:

- Seien Sie nachsichtig mit sich selbst. Einen anderen Menschen würden Sie wahrscheinlich niemals so streng kritisieren, wie sich selbst. Das muss aufhören! Behandeln Sie sich bei Misserfolgen so, wie Sie ihr eigenes Kind behandeln würden.
- Seien Sie stolz auf sich. Es hat nichts mit Arroganz oder Überheblichkeit zu tun, wenn Sie offen und ehrlich zugeben, was Sie gut können oder gut gemacht haben. Das wird Sie auch in Zukunft motivieren, weiterhin Ihr Bestes geben zu wollen.
- Sprechen Sie gut über sich und auch zu sich selbst. Positive Seiten dürfen Sie ruhig loben und hervor stellen, so wie Sie es auch bei einem guten Freund oder Partner tun würden. Sagen Sie sich vor allem selbst, was Sie an sich besonders schätzen.
- Seien Sie unterstützend und offen, Ihren eigenen Ideen und Gefühlen gegenüber. Sie würden schließlich nicht wollen, dass jemand einem geliebten Menschen den Mund verbietet oder ihm

Träume ausredet. Also tun Sie das auch nicht sich selbst an!

- Stehen Sie zu Ihren Gefühlen und gestehen Sie sich zu, diese auch auszuleben und zu zeigen. Sie wissen selbst am besten, wie unangenehm es ist, Gefühle zu verdrängen oder zu unterdrücken. Also seien Sie selbst Ihre beste Freundin oder Ihr bester Freund.

4.3 Resilienz wahrnehmen und entwickeln

Dieses ebenfalls sehr beliebte Wort steht für eine ganz besondere Stärke, die im Laufe des Lebens entwickelt wird. Sie ist eng verbunden mit den Erfahrungen, die wir machen, beginnend bereits in der Kindheit. Es gibt viele Faktoren, die einen Menschen mehr oder weniger resilient machen und diese können auch positive beeinflusst werden, sobald sie einmal bewusst wurden. Die Resilienz wird oft auch als das Immunsystem der Seele bezeichnet - und das passt eigentlich sehr gut. Je mehr Resilienzfaktoren wir haben, desto mehr haben wir Angriffen von außen entgegen zu setzen. Ganz ähnlich wie ein Immunsystem eine gute oder schlechte Abwehr gegen beispielsweise Viren leisten kann. Die Faktoren können von Mensch zu Mensch verschieden sein.

Wichtig ist, heraus zu finden, welche persönlichen Faktoren einem diese spezielle Stärke und Widerstandskraft verleihen. Denn nötig hat sie jeder Mensch, der im Alltag große oder kleine Rückschläge und Seitenhiebe erlebt. Diese sind wie Angriffe auf das Immunsystem der Seele. Doch wenn Sie dabei wissen, wie positiv und ausgeglichen Ihre Gefühle sind, können diese Angriffe keinen großen Schaden anrichten.

Zunächst sollten Sie wahrnehmen, wie resilient Sie bereits sind. Was sind Ihre Faktoren, die Ihnen Kraft geben und Sie immer weiter machen lassen? Ist es vielleicht die positive und motivierende Erziehung, die Sie erhalten haben? Ist es ein Freundeskreis, der Sie stützt und Ihnen Schutz und Wärme gibt? Sind es ganz besondere Interessen oder Talente, die Sie jedes Mal wieder mit Energie und positiven Gefühlen versorgen? Werden Sie sich ihrer Resilienzfaktoren bewusst, um sie noch besser und bewusster zu unterstützen. Sie können diese wie eine Tankstelle sehen, an der Sie sich auffüllen für zukünftige Angriffe von außen. Wenn Sie sich solcher Faktoren bewusst sind, können Sie auch ganz aktiv Resilienz aufbauen. Obwohl diese im Laufe der Kindheit eher eine Art Geschenk ist und sich vor allem durch das Umfeld und die Menschen darin entwickelt. Jetzt sind Sie erwachsen und haben viel mehr Einfluss darauf, was Sie Ihrem seelischen Immunsystem zumuten und was nicht. Und Sie können Ihre Resilienz aufbauen, so wie Sie ihr körperliches Immunsystem für die Erkältungszeit stärken. Indem Sie sich Ihre stärkenden Faktoren bewusst machen, sie sammeln und so oft wie möglich nutzen.

4.4 Eigene Ressourcen nutzen

Mit den Ressourcen ist es etwas ganz ähnliches, wie mit der Resilienz. Sie sind Dinge in Ihrem Leben, die angenehm und positiv sind und Ihnen Freude bereiten. Aber vor allem solche, die Sie der Welt zu bieten haben. Bei den Ressourcen geht es nicht nur um auftanken, sondern auch um die Erfüllung, die man erlebt wenn man eigene Ressourcen teilt. Und eine ganz wichtige Ressource sind positive Gedanken. Vor allem in Lebensbereichen, in denen man sich gut auskennt und von denen man absolut überzeugt ist, machen sich diese Ressourcen bezahlt. Sie haben in diesen Bereichen wahrscheinlich geradezu das Bedürfnis, Ihr Wissen und Können mit anderen Menschen zu teilen. Es ist so inspirierend, von einander zu profitieren und gemeinsam weiter zu wachsen. Und durch positive Gedanken können Sie Ihre Mitmenschen motivieren und unterstützen.

Ein weiterer praktischer Effekt: In Lebensbereichen, die Ihre Ressourcen darstellen, gehen die positiven

Gedankengänge geradezu von ganz alleine. Da Sie überzeugt sind von dem was Sie tun und sagen, müssen Sie sich den Positivismus nicht erst selbst antrainieren oder üben. Er sprudelt geradezu aus Ihnen heraus wie eine frische Quelle und versorgt alle Menschen um Sie herum mit Energie. Dafür müssen Sie die Quelle aber erst einmal anzapfen und bereit sein, Ihre Ressourcen zu nutzen. Also graben Sie Ihre persönlichen Ressourcen aus und lassen Sie diese nicht ungenutzt in einer Ecke Ihres Bewusstseins verstauben.

Und was ist mit Ressourcen, die keinem nutzen außer Ihnen selbst? Vielleicht gibt es Ihnen Energie, zu basteln, obwohl dabei selten etwas Nützliches heraus kommt. Oder Ihre Kraftquelle und Leidenschaft ist das Bahnen-ziehen im Schwimmbad. Vielleicht sind Sie gerne allein im Wald unterwegs und möchten sich eben gerade nicht mit Menschen austauschen. Oder die besten, angenehmsten positiven Gedanken kommen Ihnen in der Badewanne. Dann sind das Ihre ganz persönlichen Ressourcen, die nur Ihnen zustehen. Zelebrieren Sie Ihre Ressourcen und rechtfertigen Sie sich nicht dafür oder versuchen, etwas produktives daraus zu machen. Sie müssen schließlich nicht immer die Welt verändern, sondern sich auch einfach nur um das eigene Wohlergehen kümmern dürfen!

4.5 Dankbarkeit entwickeln

Ein ganz entscheidender Aspekt vom Positivismus ist die Dankbarkeit. Sie ist einer der positivsten Gedanken, den wir haben können und sorgt für besonders angenehme Gefühle. Dankbarkeit lenkt den Fokus auf das, was Gutes da ist anstatt auf den Mangel. Mit diesem Fokus durch das Leben zu gehen macht es viel wahrscheinlicher, mehr davon zu bekommen. Es ist, als hätten Sie eine Brille auf, die gute und positive Dinge in Ihrem Umfeld aufleuchten lässt. Dadurch, dass Sie über die positiven Dinge nachdenken, sich damit beschäftigen und sie sich bewusst machen, können Sie noch viel mehr davon entdecken. Und nicht nur das, sie ziehen auch mehr davon an, wie ein großer Magnet. Denn eine dankbare Ausstrahlung wirkt auf positive Menschen extrem einladend und sorgt dafür, dass man Sie gut behandelt.

Ihnen ist überhaupt nicht so richtig bewusst, wofür Sie dankbar sind? Das sollten Sie im Sinne des positiv Denkens unbedingt ändern! Beschäftigen Sie sich für eine Weile ganz bewusst damit und nehmen Sie sich täglich (am besten abends) ein paar Minuten Zeit, um darüber zu reflektieren. Dabei kann ein sogenanntes "Dankbarkeitstagebuch" sehr nützlich sein. Nehmen Sie sich ein Notizheft zur Hand und stellen Sie sich darin täglich folgende Fragen:

- Über welche Kleinigkeiten habe ich mich heute am meisten gefreut?
- Welche der heutigen Erlebnisse möchte ich gern öfter haben?
- Für welche Menschen in meinem Leben war ich heute besonders dankbar?
- Hatte ich positive Begegnungen mit Fremden, an die ich mich erinnern möchte?
- Auf welche meiner Fähigkeiten oder Eigenschaften war ich heute stolz?

Führen Sie Ihr Dankbarkeitstagebuch konsequent für einige Wochen oder wenn Sie den Nutzen spüren, auch dauerhaft weiter. Wenn Sie es eine Weile geführt haben, werden Sie eine Veränderung in Ihrer Wahrnehmung bemerken. Es wird immer leichter fallen, bereits im Augenblick des Geschehens dankbar zu sein, anstatt erst am Abend beim reflektieren. Und vielleicht kommt dann auch vermehrt das Bedürfnis auf, diese Dankbarkeit zu zeigen oder auszusprechen. Es sind nicht nur die großen, beeindruckenden Erlebnisse, die dankbar machen. Oft sorgen vor allem kleine und unscheinbare Gesten dafür, dass wir in eine positive Grundstimmung versetzt werden. Und diese ist Gold wert auf dem Weg dahin, positives denken zu lernen.

4.6 Positive Affirmationen nutzen

Wir Menschen sind Lebewesen, die extrem auf Sprache anspringen. Wir reden mit unseren Mitmenschen und wir reden sogar mit uns selbst (meistens jedoch im Stillen und innerhalb der Gedanken). Wenn wir etwas hören oder lesen, dass völlig im Einklang mit den momentanen Gefühlen oder der aktuellen Lebenslage ist, dann springen wir sofort darauf an. Es ist, als würde es "Klick" machen und wir fühlen uns einen Moment lang absolut verstanden und bestätigt. Das sind diese "Ja, genau so ist es! So geht es mir auch!"-Momente. Selbst wenn es sich dabei um die Bestätigung negativer Gefühle oder Tatsachen geht, ist dieses Gefühl des Verstanden -werdens ein gutes Gefühl. Denn damit ist klar, dass wir nicht alleine sind und andere vor uns und nach und und neben uns mit genau den gleichen Themen zu kämpfen haben. Das stärkt und verbindet.

Wie also können wir diesen Effekt nutzen und zu einem Werkzeug für positive Gedanken machen? Da Worte so gut funktionieren und (wenn sie auf den richtigen Nerv treffen) sich so in das Gedächtnis und die Gefühle hinein brennen, dann müssten sie doch nützlich sein. Und genau so ist es auch. Wir können Worte verwenden, um unsere Gedanken und Gefühle zu lenken. Man nennt dieses Vorgehen positive Affirmation.

Bestimmt haben auch Sie schon wahrgenommen, wie dicht wir von diesen Affirmationen umgeben sind. Es sind die vielen motivierenden Sprüche, Weisheiten und Zitate, die sich inzwischen auf allen möglichen Gegenständen wiederfinden. Dieser Hype um derartige Sprüche mag abschreckend wirken oder nach einem Marketingtrick aussehen. Denn wenn etwas so stark vermarktet wird, haben viele Menschen die Tendenz, es nicht mehr sonderlich ernst zu nehmen oder sogar für sich selbst auszuschließen. Aber dass Sie Ihre Affirmationen nicht auf jeder Kaffeetasse und jedem Shirt lesen wollen, bedeutet nicht, dass Sie dieses wertvolle Werkzeug generell ablehnen sollten.

Wie können Sie die Affirmation für sich im Alltag nutzen? Indem Sie eine für sich persönlich funktionierende Methode finden.

Zunächst sammeln Sie Sätze, Zitate und Lebensweisheiten, die genau das ausdrücken, was Sie gerne fühlen oder leben möchten. Dabei sollte es aber unbedingt um Positives gehen! Denn diese Gedanken wollen Sie schließlich festigen. Achten Sie auf eine optimistische Formulierung und einprägsame Worte. Am besten funktionieren kurze und einfache Sätze. Schreiben Sie sich alles auf, wobei Sie sofort ein angenehmes Gefühl verspüren und sich motiviert und getragen fühlen. Mit diesen Sätzen können Sie dann arbeiten. Für manche Menschen funktioniert es gut, sie sich gut lesbar auf schönes Papier oder Karten zu schreiben und diese in der eigenen Wohnung zu verteilen. So fällt der Blick immer wieder darauf und sie werden optimal verinnerlicht. Oder Sie gestalten sich Bildschirmschoner und Sperrbild des Handys mit den positiven Affirmationen. Wenn Sie besonders viele Sätze gefunden haben, könnten Sie sich auch den Kalender damit gestalten, so dass Sie jede Woche einen neuen Spruch als wöchentliche Affirmation haben. Nutzen Sie die Kraft der Worte, um Ihr positives denken zu unterstützen und voran zu treiben!

4.7 Visualisieren für Anfänger

Kommen wir nun zum letzten Helfer der Positivität, den Sie kennen und nutzen sollten: Das Visualisieren. Bestimmt haben Sie schon einmal davon gehört, dass Sie sich gewünschte Dinge so lebhaft wie möglich vorstellen sollen, um Sie real werden zu lassen. Ganz so direkt funktioniert das leider nicht, denn selten kann man etwas durch pure Gedankenkraft realisieren. Aber Sie ebnen dadurch die Wege, stellen Ihren eigenen Fokus scharf und motivieren sich selbst. Die danach entstehende Umsetzung wird Ihnen dann oft tatsächlich so vorkommen, als würde sie von selbst geschehen und wäre damit also durch die Visualisierung erreicht worden. Das klingt nach einem Trick, ist aber eine sehr gut funktionierende Methode, das Unterbewusstsein zu aktivieren und damit ungeahnte eigene Kräfte freizusetzen. Zum Beispiel die Überzeugungskraft, andere mit an Bord zu holen oder die Vorstellungskraft, kreative Lösungen zu finden.

Wenn Sie möglichst genau visualisieren, was Sie sich für Ihre Leben wünschen, kommen Sie schon allein dadurch Ihrem Ziel ein großes Stück näher. Sie können genauso auch innere Veränderungen visualisieren. Sich selbst zum Beispiel gelassener oder geduldiger vorstellen. Egal, was Sie sich vorstellen, die Hauptsache ist, dass es positive Bilder sind. Denn mit positiven Gedankenbildern gehen auch positive Gedanken in Worten einher. Es funktioniert im Grunde wie ein Teufelskreis, nur im guten Sinne.

Stellen Sie sich etwa vor, Sie möchten visualisieren, dass Sie ein entspanneres Leben führen. Sie nehmen sich immer mal wieder Zeit, um sich in Ruhe hin zu setzen, die Augen zu schließen und sich selbst in entspannenden Situationen auszumalen. Dabei flechten Sie Geräusche, Gerüche und alle möglichen Sinneserfahrungen und Farben in die Vorstellung ein. Mit jedem Mal, dass Sie sich Zeit nehmen, werden Sie das kleine Ritual etwas mehr ausweiten und es sich immer schöner gestalten. Vielleicht sogar ohne dass Sie es bemerken, wird es immer mehr Ihrem vorgestellten Bild entsprechen. Je öfter Sie visualisieren, desto mehr werden Sie dieses Bild auch in der Realität anstreben und wahr machen. Ihr Unterbewusstsein wird dafür sorgen, dass Sie bekommen, was Sie sich vorgestellt haben und Sie in die dafür nötigen Wege lenken. Hinzu kommt, dass Sie auch ausstrahlen, was sie visualisieren. Ohne Worte benutzen zu müssen, ziehen Sie damit Menschen an, die ähnliche Träume und Wünsche haben. So wird sich die positive Energie sogar noch vervielfachen und Unterstützung in den Mitmenschen finden.

Bonus: Positives denken lernen - Ein 10-Schritte Programm

Positive Gedanken sind für Anfänger nicht immer ganz leicht. Trotz aller Theorie und aller Überzeugung, sind die ersten Schritt zu einer positiven Grundeinstellung nicht so leicht, wie sie erscheinen. Oft scheitert man an der konkreten Umsetzung von logisch und hilfreich erscheinenden Theorien, weil einfach die Praxis fehlt. Hier kann das 10-Schritte Programm zum positiven Denken für Anfänger sehr hilfreich sein. Es begleitet bei den wichtigsten Teilschritten und baut die Grundlagen auf, welche für die Umsetzung im Alltag nötig sind. Man könnte es als solide Basis sehen, auf der die positive Lebenshaltung und das bewusst positive Gedankengut stehen können. Beginnen Sie am besten sofort damit und teilen Sie sich die Schritte so ein, wie sie in Ihren Alltag passen. Sie können sich zum Beispiel jeden Tag einen Schritt vornehmen, oder auch nur jede Woche. Haben Sie Geduld mit sich selbst und üben sie jeden Schritt so lange, bis er für Sie selbst funktioniert. Viel Erfolg und Freude bei der Umsetzung!

1. Die richtige Einstellung gewinnen

Der erste wichtige Schritt ist die eigene Einstellung zu dem Prozess der positiven Gedankengänge. Sie müssen wirklich überzeugt davon sein, Ihre Lebenseinstellung zu einer positiven ändern zu wollen. Dafür haben Sie nun bereits nach dieser Lektüre das Wissen und die Überzeugung angenommen, welche rundum guten Auswirkungen der richtige Einsatz dieser Denkform hat. Aber auch wenn das Wissen vorhanden ist, haben Sie nicht automatisch die Einstellung gewonnen. Nehmen Sie sich Zeit, um das eigene Bewusstsein und Unterbewusstsein zu erforschen. Sind Sie wirklich überzeugt davon, dass positives Gedankengut Ihr Leben zum Guten verändern kann? Möchten Sie mit aller Kraft und Hoffnung eine positive Veränderung Ihres Lebens erreichen? Überzeugen Sie sich selbst davon, dass Sie Ihre Gedanken verbessern sollten und wollen. Erst mit dieser tatkräftigen Einstellung können die nächsten Schritte erfolgreich sein. Lesen Sie daher erst weiter, wenn Sie Ihre Überzeugung gefunden haben und die Energie spüren, dieses Thema nun anzupacken und in Ihre Leben zu integrieren.

2. Vergleiche abstellen

Im nächsten Schritt arbeiten Sie daran, sich und Ihr Leben zukünftig nicht mehr mit anderen Menschen zu vergleichen. Das ist nicht einfach, denn immer wieder begegnen und Menschen, denen es scheinbar viel besser geht und die mehr erreicht haben oder mehr Glück im Leben hatten. Sie besitzen mehr, haben offenbar mehr Freude an ihrem Leben oder sind mit Talenten gesegnet, die neidisch machen. Bei derartigen Vergleichen kann man selbst einfach nur verlieren. Die Folge ist Unzufriedenheit mit dem eigenen Leben, das bis dahin eigentlich erfüllt und friedlich ablief. Erst im Vergleich mit scheinbar noch besseren Optionen kommt man sich selbst unzufrieden und unzureichend vor. Eine positive Einstellung fällt dann besonders schwer. Gewöhnen Sie sich daher an, solche Gedanken nicht weiter zu verfolgen! Legen Sie Ihre eigenen Maßstäbe vor, an denen Sie sich messen und blicken nicht ständig nach links und rechts. Machen Sie es sich zur Regel, dass andere Leben nichts mit dem eigenen Wert zu tun haben, da sie komplett anderen Maßstäben und Bedingungen unterliegen.

3. Körperhaltung und Ausdruck

Als nächstes geht es um zur Einstellung passende Körperhaltung und den entsprechenden Gesichtsausdruck. Es ist oft so, dass äußere Aktivität sich auch auf die innere Haltung auswirkt - und genauso anders herum. Das bedeutet einerseits, dass Sie mit positiver Denkweise auch eine positive Ausstrahlung bekommen. Es bedeutet aber andererseits auch, dass Sie mit positiver Körperhaltung ihre innere Einstellung unterstützen können. Ein gerader Gang und gestreckter Körper mit erhobenem Kopf vermittelt Ihnen: Alles läuft gut, ich habe Energie und kann mich dem stellen, was auf mich zu kommt. Auch der Gesichtsausdruck kann dabei eine große Hilfe sein. Lächeln vermittelt nämlich dem Gehirn, dass wir glücklich sind. Auch wenn es keinen expliziten Anlass gibt, sorgt Lächeln für die Ausschüttung von Glückshormonen und die versetzen uns in eine positive Stimmung. Dazu passende Gedanken haben es dann viel leichter, sich durchzusetzen.

4. Die kleinen Dinge sehen

In diesem Schritt richten Sie Ihren Fokus auf all die Kleinigkeiten, die einen positiven Denkprozess unterstützen. Bewusst wahrgenommen werden nämlich leider sehr oft nur die großen Glücksmomente. Positive Ereignisse, die uns geradezu überwältigen, sorgen selbstverständlich für gute Stimmung und Gedanken. Aber auch die vielen kleinen Momente können das bewirken, wenn sie wahrgenommen werden. Zusammen genommen ergeben alle positiven Ereignisse eines Tages ein ebenso gutes Gesamtergebnis wie ein besonders großes. Man macht sich nur nie die Mühe, diese zu summieren und zu reflektieren. Sie können zum Beispiel mal einen Tag lang Buch führen über all die kleinen Freuden, die Sie erleben. Von dem Lächeln eines Fremden bis zur netten Textnachricht eines Freundes zählt alles, was Sie in positive Stimmung versetzt. Wenn Sie den Nutzen dieser Notizen feststellen, können Sie sich diese auch für längere Zeit angewöhnen, um Ihren Fokus dauerhaft darauf zu schulen.

5. Unvermeidbares akzeptieren

Es folgt ein wichtiger Schritt, der allerdings nicht ganz leicht fällt. Denn jetzt geht es darum, auch negative Ereignisse und Dinge zu akzeptieren, solange sie nicht zu ändern sind. Wenn etwas Sie belastet oder ärgert, dann ist der erste Instinkt natürlich, dagegen vor zu gehen. Das ist auch gut und richtig so, den zu positiven Gedanken gehören auch positive Aktionen, wo immer sie möglich sind! Aber manchmal können Sie die Situation einfach nicht verändern und müssen Dinge hinnehmen oder auf eine Veränderung warten. Dann ist es wichtig für die geistige Gesundheit, nicht mit dem Unveränderbaren zu hadern. Das ist ein besonders schwerer Fall des positiven Denkens, denn Sie denken gegen etwas an, das offensichtlich negativ ist und auch nicht durch Ihre aktive Einwirkung verbessert werden kann. Dennoch sollten Sie positiv bleiben und dafür ist es unumgänglich, den Ist-Zustand zu akzeptieren und die Waffen erst einmal nieder zu legen. Sparen Sie sich Ihre Energie für die innere Arbeit an Ihrer positiven Einstellung auf und vertrauen Sie darauf, dass Sie auch dadurch etwas bewirken - und wenn es nur Ihre eigene Ruhe und Gelassenheit ist.

6. Eigene Bedürfnisse erkennen

Um positiv zu sein und zu bleiben, müssen die eigenen Grundbedürfnisse befriedigt sein. Dabei geht es nicht nur um die Bedürfnisse, die jeder Mensch hat (Nahrung, Schutz, Wärme...), sondern auch um die ganz individuellen. Finden Sie heraus, was Ihre Bedürfnisse sind und wie und von wem diese erfüllt sein müssen, damit es Ihnen gut geht. Wenn Sie im Alltag spüren, dass Sie nicht ständig um Ihre wichtigsten Bedürfnisse kämpfen und ihnen hinterher jagen müssen, erst dann haben Sie positive Energie. Darum sollten Sie sich damit beschäftigen und bewusst werden, wie Sie diesen Status erreichen können. Wer muss dazu beitragen und wissen diese Personen um ihre Rollen? Was müssen Sie selbst dafür organisieren, tun oder zulassen? Planen Sie einige Tage einmal ganz konkret so, dass dabei all Ihre wichtigen Bedürfnisse befriedigt sind. Dann spüren Sie, wie viel positiver gestimmt Sie dadurch schon ganz automatisch sein werden.

7. Negatives aus dem Leben entfernen

In diesem Schritt widmen Sie sich dem Eliminieren von den Gegenspielern der positiven Gedanken. Das sind nicht nur negative Denkmuster, sondern auch negative Menschen und Bedingungen im Leben. Es ist nicht immer ganz leicht, negative Einflüsse zu verbannen. Denn das kann auch bedeuten, sich zum Beispiel von Menschen loszusagen oder eine Arbeitsstelle zu wechseln, wenn diese große Auslöser von Negativeismus darstellen. Identifizieren Sie zunächst alle Einflüsse in Ihrem Leben, die Sie immer wieder zu negativen Gedanken verleiten oder in negative Stimmung versetzen. Dann überlegen Sie sich Strategien, wie Sie diese Einfluss möglichst meiden oder komplett aus Ihrem Leben streichen. Auch selbst konstruierte negative Gedankenmuster könne Sie ausmustern, indem Sie diese ganz genau unter die Lupe nehmen. Wie das genau funktioniert, lesen Sie im ersten Kapitel unter "Wie funktioniert das positive Denken?". Befreien Sie sich nach und nach von allem Negativen in Ihrem Leben! Sie werden die Erleichterung spüren.

8. Erfolge wahrnehmen

Nun geht es darum, sich den positiven Dingen an sich selbst zu widmen. Lernen Sie, Ihre eigenen Erfolge und Talente zu würdigen und wahrzunehmen. Diese verschaffen Ihnen nämlich Selbstwert und Selbstbewusstsein, wodurch Sie bei zukünftigen Herausforderungen viel leichter positiven Gedanken folgen und vertrauen können. Was haben Sie schon alles im Leben geschafft? In welchen Situationen und Lebenslagen waren Sie erfolgreich und das vielleicht sogar obwohl zu Beginn alles dagegen sprach? Diese vergangenen Erfolge können Ihnen dabei helfen, Vertrauen in die Zukunft und Ihre eigenen Fähigkeiten zu haben. Listen Sie alle Erfolge auf, nicht nur solche, die nach außen wirken. Sondern auch zum Beispiel Kämpfe gegen sich selbst, die Sie gewonnen haben. Schlechte Angewohnheiten, die Sie überwunden haben oder gute Verhaltensweisen, die Sie sich angewöhnt haben. Feiern Sie Ihre Erfolge und gönnen Sie Ihrem Selbstbewusstsein diesen Energieschub. Dadurch stärken Sie Ihre Fähigkeit, positive Gedanken zuzulassen.

9. Die Opferrolle ablegen

Lernen Sie nun, wie Sie gegen die destruktive Opferrolle angehen, die Ihnen jede Positivität raubt. Jeder Mensch lässt sich hin und wieder ganz automatisch in diese Opferrolle fallen. Sobald man schnell wieder heraus kommt, ist das nicht weiter schädlich. Aber ein langfristiges Verweilen in der Opferrolle oder gar eine derartige Lebenseinstellung kann Ihnen jede Chance auf positive Gedanken nehmen. Machen Sie sich klar, dass Sie in den meisten Fällen nicht so hilflos sind, wie Sie es sich einreden. Meistens gibt es durchaus Möglichkeiten, gegen negative Ereignisse anzugehen oder zumindest die Perspektive darauf zu ändern. Wir sind nur oft zu faul oder ängstlich, um tatsächlich aktiv zu werden. Viel zu gemütlich ist es doch in der Opferrolle. Aber oft hilft es sogar schon, jedes negative Ereignis als Lehre zu betrachten. Auch schlechte Zeiten sind wichtig, um daraus zu lernen und die guten Zeiten danach wieder klarer wahrzunehmen. Wer aber nur ausharrt und sich selbst leid tut, kann die Lehren des Lebens nicht erkennen und schon gar nicht die positiven Seiten negativer Erlebnisse heraus filtern.

10. Langfristige Verläufe sehen

Der letzte Schritt dieses 10-Schritt Programms liegt vor Ihnen. Machen Sie ihn ganz bewusst und mit Stolz auf Ihre eigene Entwicklung. Dieser letzte Schritt besteht darin, Ihr Leben und die darin vorkommenden Ereignisse als großes Ganzes zu sehen und die hinter Ihnen liegenden Verläufe als sinnvoll zu erkennen. Sicher gab es schon oft Erlebnisse oder Phasen in Ihrem Leben, die aussichtslos und sinnlos qualvoll erschienen, so lange Sie mitten darin steckten. Etwas Positives darin zu erkennen war Ihnen damals unmöglich. Aber langfristig haben auch diese Phasen Sie weiter gebracht und zu dem Menschen gemacht, der Sie heute sind. Rückblickend erkennen Sie sicher viele Entwicklungen und Zusammenhänge, die Sie niemals vermutet hätten. Wenn Sie dieses Bild erkennen, dass Ihr eigenes Leben ist, dann fällt es Ihnen vielleicht zum ersten Mal auf: Alles hatte seinen Sinn und langfristig wurde es immer wieder alles gut. Diese Erkenntnis ist die größte Hilfe beim zukünftigem denken positiver Gedanken. Denn es ist die Erkenntnis, dass tatsächlich alles letzten Endes etwas Positives hat oder sich zu etwas Positivem entwickeln kann.

Haftungsausschluss

Die Umsetzung aller enthaltenen Informationen, Anleitungen und Strategien dieses Buchs oder Ebooks erfolgt auf eigenes Risiko. Für etwaige Schäden jeglicher Art kann der Autor aus keinem Rechtsgrund eine Haftung übernehmen. Für Schäden materieller oder ideeller Art, die durch die Nutzung oder Nichtnutzung der Informationen bzw. durch die Nutzung fehlerhafter und/oder unvollständiger Informationen verursacht wurden, sind Haftungsansprüche gegen den Autor grundsätzlich ausgeschlossen. Ausgeschlossen sind daher auch jegliche Rechts- und Schadensersatzansprüche. Dieses Werk wurde mit größter Sorgfalt nach bestem Wissen und Gewissen erarbeitet und niedergeschrieben. Für die Aktualität, Vollständigkeit und Qualität der Informationen übernimmt der Autor jedoch keinerlei Gewähr. Auch können Druckfehler und Falschinformationen nicht vollständig ausgeschlossen werden. Für fehlerhafte Angaben vom Autor kann keine juristische Verantwortung sowie Haftung in irgendeiner Form übernommen werden.

Urheberrecht

Impressum

2019

1. Auflage

Kontakt: David Oelke

Bauvereinstraße 9

79713 Bad Säckingen

Printed in Poland
by Amazon Fulfillment
Poland Sp. z o.o., Wrocław

67191776R00058